TECHNIQUE
DU
RÉDUCTEUR-TUTEUR POUR FRACTURES
DES
MEMBRES SUPÉRIEURS ET INFÉRIEURS

I. — CARACTÉRISTIQUES DU RÉDUCTEUR-TUTEUR

Cet appareil, dès son application, immobilise instantanément de façon absolue le membre fracturé, sans qu'on ait à se préoccuper sur le moment de la réduction ultérieure des déplacements. On peut cependant assurer de suite la rectitude axiale du membre. L'étendue des téguments comprise entre les deux segments plâtrés, posés en amont et en aval du foyer de la fracture, est largement suffisante pour les pansements des plaies et les irrigations ; elle peut atteindre 17 centimètres. Le blessé est transportable dès la pose de l'appareil ; la réduction définitive se fait quelques jours plus tard au moment le plus opportun, sans enlever les plâtres.

1° Usage pour tous les membres des deux côtés du corps. — Quel que soit le membre fracturé et quelle que soit la variété de fracture, les indications thérapeutiques des fractures des os longs sont toujours les mêmes ; il faut immobiliser, orienter en tous sens et contenir les corrections des deux fragments. Il est donc rationnel d'utiliser un mécanisme identique pour le traitement de toutes ces fractures.

Ce réducteur-tuteur, par sa forme, ses dimensions, son mode d'application, son mécani..., est pratiquement utili-

---

(1) Voir : *Bulletin et Mémoires de la Société de Chirurgie de Paris*, séance du 24 avril 1918, n° 14. Rapport de M. POTHERAT.

La thérapeutique mécanique des fractures. Insuffisance de la réduction et de la contention par la traction longitudinale exclusive. Nécessité de la contention des deux fragments dans tous les plans, par M. S. de Santamaria. Chez L. Fournier, 264, Boulevard Saint-Germain et chez Maloine, 25 et 27, rue de l'Ecole-de-Médecine. (Extrait des *Archives de Médecine et de Pharmacie Militaires*. Mai 1918, n° 5).

sable pour les fractures *diaphysaires, juxta-articulaires et articulaires des membres supérieurs et inférieurs des deux* côtés du corps et chaque fois que dans la période post-opératoire de certaines interventions, l'*axialité* est en jeu ou qu'il y a intérêt à mobiliser et immobiliser alternativement une jointure (esquillotomies, resections articulaires, fractures articulaires, arthrotomies, sutures et griffes osseuses, ostéotomies).

2° Réduction et contention dans tous les plans, en sens opposé à chaque variété de déplacement. — Plan transversal

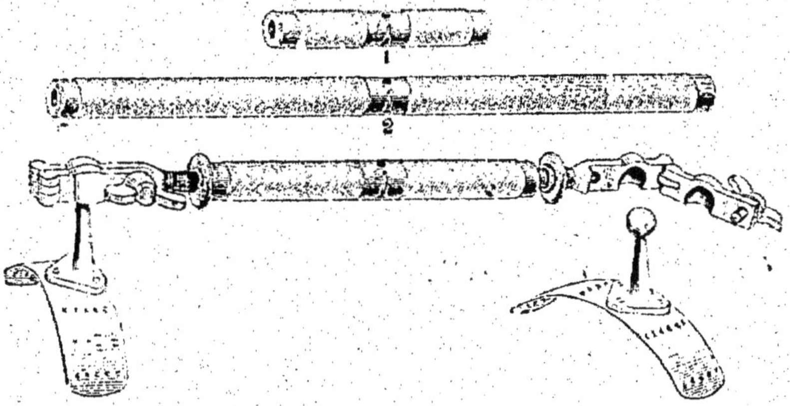

Fig. 1. — *Le Réducteur-Tuteur.* Ce Réducteur s'allonge ou se raccourci (par 1/2 millim.) par rotation de la pièce du milieu (manchon) de laquelle sort (ou rentre) une tige filetée. L'écart maximum peut atteindre 47 centimètres. Les extrémités (ailerons) sont destinés à être incluses dans les segments plâtrés appliqués en amont et en aval des plaies ou du trait de fracture. Les ailerons sont malléables et démontables ; ils s'articulent au tuteur au moyen d'une tige à rotule (1), comprise entre les deux volets d'une puissante mâchoire. Cette articulation, quand elle est desserrée, permet de mouvoir dans tous les sens les ailerons et tout ce qui en dépend (plâtre, membre, fragment osseux). Une vis de serrage *bloque instantanément en toute situation la rotule et ce qui en est solidaire.* On a le choix entre deux tiges filetées (petite et longue) et trois manchons (petit, moyen, long) interchangeables. La tige filetée courte pénètre entièrement dans les trois manchons; la tige longue pénètre complètement dans les manchons moyen et long.

ou sagittal (sens de l'épaisseur), circonférenciel (rotation des fragments sur leurs axes), axial (angulations), vertical.

---

(1) La tige à rotule n'occupe pas le centre de la face de l'aileron sur laquelle elle est fixée ; elle est plus rapprochée d'un des bords de cette face.

La réduction et la contention dans tous les plans sont des conditions indispensables pour obtenir une réduction anatomique aussi parfaite que possible, c'est-à-dire la garantie *d'un minimum de déformation osseuse et d'incapacité fonctionnelle*. Cette méthode recherche les *corrections progressives, précises* des déplacements et la contention *absolue, sans déplacements secondaires* de chacun des *deux fragments, dans tous les plans*.

Les méthodes longitudinales emploient, au contraire, exclusivement l'extension dans la longueur du membre pour réduire et aussi pour contenir les déplacements dans des plans différents. La traction longitudinale ne peut avoir, le plus souvent, aucune action pour corriger des déplacements autres que le vertical ; elle est souvent un moyen illusoire de contention.

3° **Immobilisation du fragment supérieur.** — La combinaison des plâtres et des tuteurs immobilise les parties du squelette *sus-jacentes au fragment supérieur ;* ainsi se trouve fixé ce fragment. Dans les méthodes d'extension (avec ou sans contre-extension), ce fragment reste mobile.

Bras. — Le plâtre supérieur (thoraco-claviculaire) fixe la ceinture acromio-claviculaire (omoplate et clavicule). Il empêche l'abaissement de cette ceinture et du fragment supérieur adjacent, ainsi que l'inflexion des vertèbres, sous l'influence de la traction longitudinale. Il empêche également la propulsion de ces parties, provoquée par les méthodes à propulsion excentrique dans l'aisselle.

Cuisse. — Le plâtre supérieur (fémoro-pelvien) fixe les vertèbres et le bassin ; il évite ainsi l'inclinaison du bassin sous l'influence de l'extension longitudinale et des mouvements spontanés du blessé. La stabilisation du bassin et des vertèbres empêche également la propulsion excentrique de ces parties, inhérente aux méthodes d'extension avec contre-extension. Le fragment supérieur se trouve ainsi soustrait aux causes d'angulations et de va-et-vient.

Avant-bras et jambe. — Dans ces fractures, le plâtre supérieur s'oppose également à la poussée du squelette sus-jacent au fragment supérieur de la fracture (humérus, fémur) due à la traction longitudinale sur le fragment inférieur ; ainsi sont évités le va-et-vient et les mouvements de latéralité de ce fragment, et, par suite, les déformations graves dues à ces déplacements secondaires.

4° Mode de contention.

a) Contention sans traction ni propulsion dans les fractures sans chevauchement vertical. — Dans les fractures fréquentes à *déplacements variés, mais sans chevauchement vertical,* l'instrument permet de contenir les corrections sans exercer aucune violence sur le corps (pas de traction sur le fragment inférieur, pas de propulsion excentrique sur les points d'appui, pas de pression sur les fragments.) La contention est réalisée par la robuste immobilisation des rotules entre les deux volets de leur mâchoire ; les fragments osseux solidaires de ces rotules sont, par ce fait, soustraits à tout déplacement secondaire. Ce système de plâtres et de tuteurs est analogue à une gouttière plâtrée, articulée en tous sens est analogue à une gouttière plâtrée qui serait articulée en tous sens au niveau du foyer de la fracture et démontable à ce niveau.

b) La contention, en cas de chevauchement vertical, ne s'exerce pas par pression sur un point fixe du corps. — L'appareil n'exerce *pas de compression sur un point déterminé du corps.* Il n'y a ni plâtre, ni instrument dans l'aisselle ; le plâtre est écarté du pubis par abduction du membre inférieur. La contre-extension, en cas de chevauchement vertical, est répartie sur la totalité des plâtres ; ceux-ci sont bien capitonnés par des bandes de gaze et du coton sur les saillies osseuses. L'extension est doucement progressive par 1/2 millimètre, et n'entre en jeu que lorsque l'extension temporaire préalable a épuisé toute son action ; elle peut être diminuée instantanément.

5° Minimum de déformations osseuses. — La possibilité de rectifications successives précises dans tous les plans, la fixité du fragment supérieur, la contention instantanée l'absence de déplacements secondaires assurent au fracturé toutes les chances d'un minimum de déformation osseuse et d'incapacité fonctionnelle.

Si pourtant une fracture était irréductible (début de cal, interposition musculaire ou d'esquilles, contracture trop violente), on peut néanmoins garantir la *direction axiale,* et c'est là un fait capital ; les fragments sont contenus dans le sens correct. *sans décalages,* et cela est parfois très important ; *l'écart en épaisseur* est réduit au minimum, ce qui évite un gros cal, une pseudarthrose ou même l'absence de soudure ; *le racourcissement* est réduit au minimum. En cas d'irréductibilité, la narcose permet presque toujours le bout-à-bout et cela sans inconvénient ; un simple tour des manchons par 1/2 millimètres fait cesser une extension trop accentuée. Il y a, dans ce cas, tout à gagner et rien à perdre.

II. — MODE D'APPLICATION

1. Généralités concernant tous les membres

a) Protection des téguments. — Toutes les parties du corps destinées à être comprises dans les plâtres doivent être revêtues d'un maillot ou *amplement* enroulées avec des bandes de gaze molle ou de crêpe Velpeau, *matelassés* de coton ordinaire au niveau des parties les plus superficielles du squelette.

b) Segments plâtrés. — Un segment plâtré est ensuite posé au-dessus et au-dessous du trait de la fracture et des plaies. Ces plâtres sont faits avec des rouleaux de bandes obtenus en pliant une pièce de tarlatane en quatre, suivant sa largeur. Ces bandes sont trop larges, quand il s'agit du coude, de la main ou du pied ; on tranche le rouleau de façon à lui donner la largeur utile. En passant ces bandes, sans serrer, deux fois sur les mêmes parties du corps, on obtient un plâtre léger de huit épaisseurs.

On peut aussi se servir de rouleaux de gaze d'une seule épaisseur, soit saupoudrés préalablement de plâtre et noyés dans l'eau froide, soit non saupoudrés et déroulés rapidement dans une bouillie plâtrée. En ce cas, pour faire plus vite, on peut, entre un double enroulement de ces bandes interposer des atelles ou carrés de tarlatane (par exemple : une antérieure et postérieure pour le thorax ou le bassin ou sur la demi-circonférence antérieure et postérieure du haut de la cuisse ou de la jambe, ou une cravate embrassant la racine de la cuisse, passant sur l'ischion et le pubis. Ces carrés ont quatre épaisseurs et sont trempés dans de la bouillie plâtrée).

Pendant la pose des plâtres, on n'a pas à s'occuper particulièrement de leurs points d'appui sur le squelette, ni de la réduction des fragments ; inutile d'exercer de la traction sur les fragments.

c) *Pose des tuteurs.* — Dès que les deux segments plâtrés sont achevés, on rapproche successivement d'eux chaque tuteur, sans désarticuler ses extrémités (ailerons), afin de choisir leurs emplacements sur les plâtres.

Les emplacements des ailerons supérieurs et inférieurs étant choisis aux endroits paraissant les plus propices, on *repère d'un coup de crayon leur contour*, en marquant d'un trait le bord de l'aileron, sur lequel est implantée la petite tige à rotule. On désarticule alors les ailerons d'avec leurs tuteurs ; tandis qu'un aide les maintient sur le segment plâtré aux endroits choisis, on les fixe par quelques tours de bandes plâtrées (bandes de 3 épaisseurs sur une largeur de 4 doigts environ, ou bien bandes d'une épaisseur saupoudrées de plâtre et trempées dans l'eau froide, ou bien bandes d'une épaisseur sans plâtre enroulées dans une bouillie plâtrée).

Ces bandes passant à plat sur les ailerons, peuvent coiffer les tiges à travers une boutonnière faite d'un coup de ciseaux au moment de passer sur l'aileron ; elles décrivent 2 ou 3 tours complets autour des tiges mêmes afin de les mieux fixer.

Les ailerons étant malléables, peuvent épouser toutes les formes du corps et être placés en tous sens.

Il ne faut pas articuler les tuteurs avant dessication complète des plâtres. Toute fracture est encadrée par au moins deux tuteurs, parfois trois.

Pour agir localement sur un fragment dans l'espace compris entre les deux plâtres, on glisse *une étroite planchette amovible* sous leurs rebords ; une forte pelote de coton est placée entre le fragment et la planchette.

S'il existe des plaies sur des parties éloignées du siège de la fracture, on fait ultérieurement dans les plâtres les orifices nécessaires.

Si l'irrigation est jugée indispensable, on coupe circulairement, au niveau de la plaie, le taffetas enroulé autour du membre et on rabat en manchette sur chacun des plâtres.

La mobilisation précoce d'une jointure est toujours possible, à condition de ne pas l'inclure dans le segment plâtré ; pour mobiliser, on desserre momentanément les rotules et on rebloque aussitôt *fortement*. Les corrections ultérieures des déplacements fragmentaires donnent aux tuteurs des positions plus ou moins obliques, ce qui n'a aucune importance pour la contention.

Si le membre est incurvé, il est utile d'allonger préalablement, avant de le fixer, le tuteur placé du côté de la convexité ; son raccourcissement permettra ultérieurement la correction de la courbure. Si on a négligé cette précaution, il faut allonger simultanément les deux tuteurs et raccourcir ensuite celui placé du côté au sommet de l'angle.

Il est bon de ne bloquer les rotules (elles doivent être serrées *très fortement*) qu'après dessication des plâtres ; on fait leur toilette à ce moment (trancher ce qu'on juge nécessaire, déverser un rebord tranchant qui semblerait pouvoir blesser les tissus).

Les seuls incidents notés sont dûs soit à l'attrition d'un plâtre sur des parties non couvertes de gaze, à une protection insuffisante par du coton des saillies osseuses, à une dépression locale d'un plâtre au moment de la dessication, à un doublé fait grossièrement, à un grumeau ; une fenêtre pratiquée à ce niveau du plâtre remédie aussitôt à cet incident banal.

Il est clair qu'il faut éviter de faire un allongement brutal de l'instrument ou de l'allonger sans desserrer toutes les rotules. On peut du reste libérer instantanément le membre en désarticulant les tuteurs.

2. Application des plâtres sur chacun des membres.

a) Bras. — *Protection des téguments.* — Avant de poser le plâtre, on fait passer, sans serrer, des bandes de gaze molle ou de crêpe autour du thorax, de l'épaule (du haut du bras), avec inclusion de coton ordinaire sur l'acromion, la clavicule, l'épine de l'omoplate, et sur les côtés du thorax (dépasser le bord supérieur du plâtre). On enroule de même (le bas du bras), l'avant-bras y compris le poignet, en protégeant de coton l'épicondyle et l'épitrochlée.

Segment plâtré supérieur. — La bande plâtrée contourne le thorax (à partir des fausses côtes), croise ensuite obliquement une première fois le devant de la poitrine, passe sur la région deltoïdienne, croise le dos, repasse sur le devant de la poitrine pour croiser une seconde fois un peu plus haut l'épaule du même côté (*le plâtre n'occupe pas l'aisselle*).

En passant deux fois des bandes de 4 épaisseurs sur la même région, on obtient des plâtres légers de 8 épaisseurs. Le bord supérieur de la ceinture thoracique au niveau de l'aisselle est un peu recliné au dehors, entre deux légères incisions.

Si l'épaule doit rester libre, les bandes ne passent pas sur la région deltoïdienne.

Segment plâtré inférieur. — Protéger les parties molles au moyen d'un enroulement de crêpe (voir ci-dessus).

Immobiliser le coude par un plâtre circulaire (un ou deux enroulements de bandes en 4 épaisseurs suffisent ; les godets des bandes sont incisés au lieu d'être doublés).

Placer sous l'avant-bras et la main une étroite attelle plâtrée de 18 épaisseurs ; elle sera reliée au coude et au poignet par quelques tours de bandes ; le poignet peut tourner librement dans l'anneau plâtré.

Pose des tuteurs. — Voir plus haut aux généralités.

On se sert à volonté de trois tuteurs ou de deux tuteurs (un antérieur et un externe) :

Un tuteur externe est placé en dehors du bras. Son aileron supérieur est posé à cheval sur l'acromion, si le plâtre s'arrête à cet endroit (fracture articulaire, résection de l'épaule), ou plus bas sur la région deltoïdienne si le plâtre descend jusque-là. L'aileron inférieur est fixé à la face externe du bras ou du coude, et si le plâtre n'est qu'anti-brachial, sur la partie externe de l'avant-bras.

Un deuxième tuteur antérieur, destiné à soutenir l'avant-bras, est attaché en haut sous la clavicule et en bas sous l'avant-bras. Il empêche la bascule du fragment inférieur causée par le poids de l'avant-bras ; grâce à ce tuteur, l'avant-bras peut être accolé à la poitrine ou en être écarté (de 0 à plus de 90 degrés). Cela est très important pour la *correction des torsions axiales* des fragments (décalages).

Un troisième tuteur (postero-interne, scapulaire) encadre le côté interne du bras. Son extrémité supérieure est fixée sur le dos, au niveau du pli postérieur de l'aisselle, dans la région de l'omoplate ; l'extrémité inférieure est posée sur la face interne du coude ou sur l'avant-bras, s'il n'y a pas de plâtre au coude. Ce tuteur ainsi que l'externe, fixe solidement les différentes positions à donner au coude par rapport au thorax (abduction, anti- ou rétro-position). Cela est important pour la *correction des angulations.*

Les segments plâtrés peuvent comprendre l'épaule et le coude, ou laisser libre soit une de ces jointures, soit les deux.

La mobilisation de l'épaule est toujours possible puisque l'aisselle est libre. Si on désire laisser libre le coude (fractures sus-condyliennes, plaies, mobilisation précoce, résection, fracture articulaire), il ne sera fait qu'un plâtre antibrachial ; en ce cas, le tuteur externe sera muni du manchon moyen ou long.

On peut se contenter dans des cas simples du premier (externe) et du deuxième tuteur (antérieur sous-claviculaire).

Si des plaies ne permettent pas la pose d'un plâtre sur l'épaule, on se contentera d'une ceinture thoracique avec un tuteur antérieur pour l'avant-bras et un tuteur postero-interne pour l'humérus.

S'il s'agit d'une fracture des deux bras, les bandes plâtrées, au lieu de s'étendre sur une seule épaule, contournent les deux épaules en formant un X en avant et en arrière du thorax ; l'ensemble du plâtre est léger ne comprenant que 4 à 8 épaisseurs de tarlatane sur chaque épaule. La déambulation est aisée dès les premiers jours.

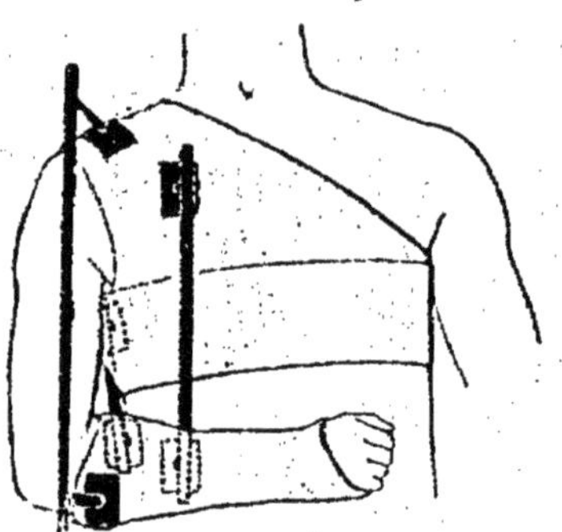

Fig. 2. — La manière de poser l'appareil en laissant libres l'épaule et le coude.

Nota. — Soutenir toujours l'avant-bras dans une écharpe.

b) Avant-bras. — Protection des téguments. — Recouvrir les parties du membre devant être comprise dans les plâtres soit avec un maillot, soit avec des bandes de gaze renforcées de coton au niveau de l'épicondyle, de l'épitrochlée, des apophyses styloïdes, et surtout de la base de l'éminence thénar.

Segment plâtré supérieur. — Il embrasse, suivant les cas, soit le bas du bras seul (fractures hautes de l'avant-bras), soit le bas du bras avec la partie attenante de l'avant-bras.

Segment plâtré inférieur. — Il comprend la main avec la partie des fragments voisins du poignet. Dans les fractures basses du radius ou fractures du poignet, ce plâtre est constitué seulement par un gant plâtré. Ce gant (bandes de 3 travers de doigts en largeur) suffit pour une contention parfaite ; le plâtre est rogné de façon à laisser bien libre la join-

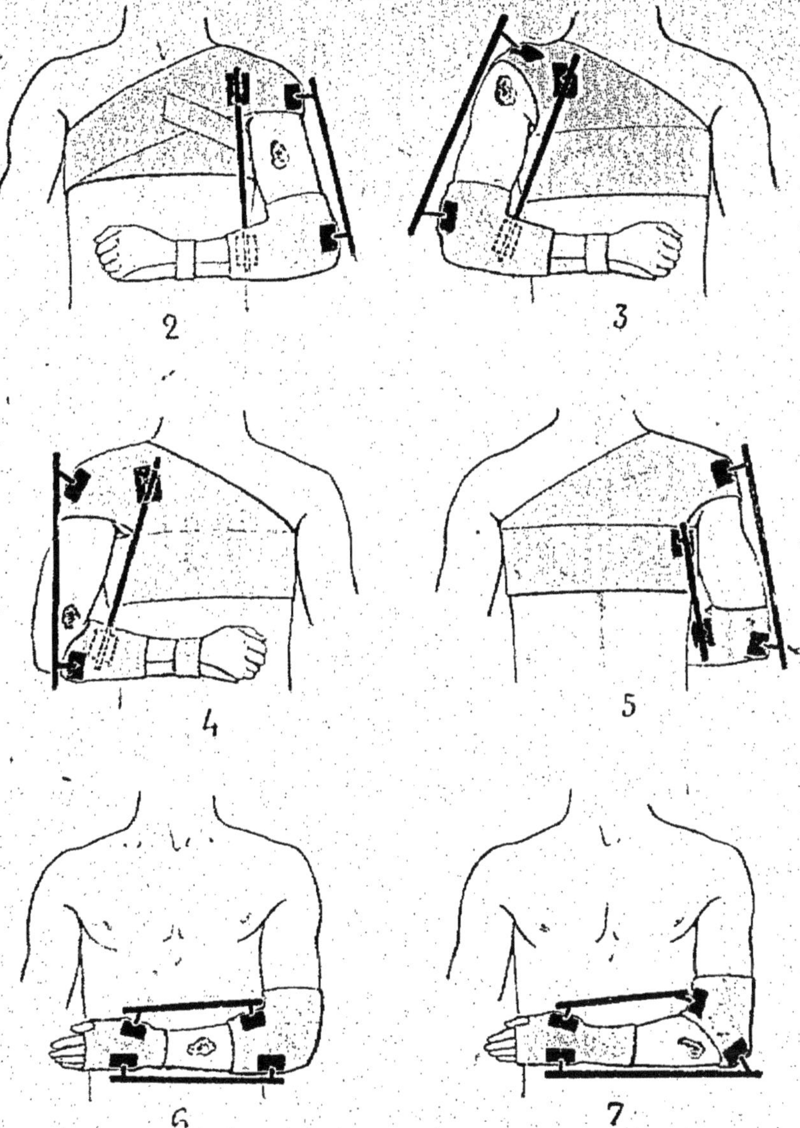

Fig. 2 à 7. — Dans les figures 2 à 5, la ceinture thoracique va direc-
tement sur l'épaule et la région deltoïdienne, *sans passer sous
l'aisselle*. — Fig. 2, fracture diaphysaire du bras. Le tuteur anté-
ro-interne soutient l'avant-bras *accolé* à la poitrine ou *écarté* à
plus de 90°. — Fig. 3, fracture supérieure juxta-articulaire ou
articulaire. — Fig. 4, fracture inférieure juxta-articulaire ou
articulaire. — Fig. 5, fracture du bras ; vue postérieure. Le
tuteur externe et postéro-interne (facultatif) encadrent l'humérus ; ils *maintiennent le coude* en adduction, abduction, en antie
ou en rétro-position. — Fig. 6, fracture diaphysaire de l'avant-
bras. — Fig. 7, fracture supérieure juxta-articulaire.

N.-B. — Une écharpe soutiendra toujours l'avant-bras, pour toutes
les fractures du membre supérieur ; un coussinet est glissé entre
l'avant-bras et le thorax des fig. 2, 3, 4.

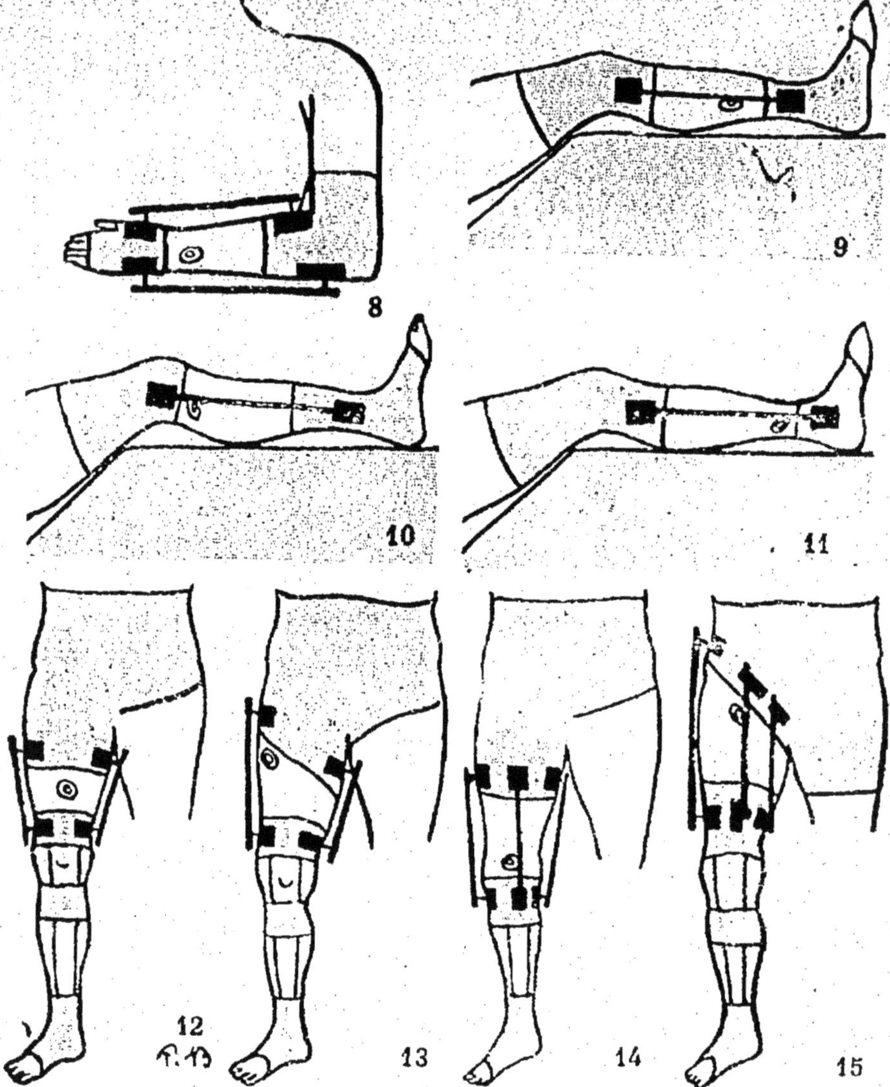

Fig. 8 à 15. — Fig. 8, fracture juxta-articulaire de l'avant-bras ou du poignet. *Le gant plâtré laisse libre l'articulation du poignet.* — Fig. 9, fracture diaphysaire de la jambe. — Fig. 10, fracture juxta-circulaire supérieure. — Fig. 11, fracture juxta-articulaire ou articulaire de la jambe (la botte plâtrée passe sous les malléoles et laisse libre l'articu-du cou de pied. — Fig. 12, fracture diaphysaire de la cuisse. — Fig. 13, fracture supérieure du fémur (sous-trochantérienne, grand trochanter ou col) ; le plâtre sera *échancré au niveau de la hanche*). — Fig. 14, fracture inférieure articulaire ou juxta-articulaire. — Fig. 15, fracture supérieure, en cas de plaies dans la région.

N.-B. — L'espace libre entre les segments plâtrés est *encadré*, selon la disposition des plaies, *par d'étroites planchettes*, glissées sous les rebords des plâtres. Du coton, tassé entre la planchette et un point précis des fragments, aura une action locale, si on le désire. Une planchette placée sous le membre inférieur, tout entier, servira de support pour le mouvoir. Mettre de plus une planche sous le matelas pour les fractures de cuisse.

ture. Les ailerons, en ce cas, embrassent les éminences thénar et hypothénar ; la mobilisation de la main est possible. (Placer un peu de coton ou de gaze entre les doigts.)

Les tuteurs sont placés en dehors du radius et du cubitus; de cette façon, il est possible d'agir séparément sur ces deux os ,en cas de fracture isolée d'un de ces os.

Il est utile de glisser une *étroite planchette amovible* entre les segments plâtrés ; un fort tampon placé entre cette planchette et le membre permet d'agir localement sur les fragments.

La fracture isolée du radius nécessite la supination, l'adduction et la flexion (parfois l'extension) progressives de la main.

La fracture isolée du cubitus se trouve bien de la pronation plus ou moins accentuée (relâchement du muscle pronateur).

Il faut allonger préalablement, avant de le fixer, le tuteur placé du côté du sommet de l'angulation d'un de ces deux os, afin de pouvoir le raccourcir pour la réduction.

Les fractures de l'avant-bras sont souvent un peu négligées, quoiqu'elles provoquent facilement des incapacités fonctionnelles graves (perte de la pro-supination). Les plaies étant parfois très étendues, on se sert, au lieu de gouttières plâtrées, d'anses qui ne permettent aucune rectification ultérieure.

La rotation axiale du réducteur précise le degré utile de pro-supination.

NOTA. — Soutenir l'avant-bras dans une écharpe.

c) CUISSE. — Il est bon d'installer le blessé de façon à n'avoir pas à changer la position du membre jusqu'à ce que les plâtres soient achevés. On peut, pour la même fracture, se servir de tuteurs de différentes longueurs.

Protection des téguments. — Un maillot est passé sur le haut de la cuisse et le ventre ; il sera incisé du côté du scrotum, opposé à la fracture. On fait ensuite autour de l'abdomen jusqu'à la hauteur des fausses côtes et autour de la partie supérieure de la cuisse à partir du siège des plaies, un spica (pas serrer) avec des bandes de gaze molle ou de crêpe, renforcé de coton au niveau des épines iliaques et de la branche ischio-pubienne. Le coton débordera largement le scrotum et la rainure fessière ; il sera rogné plus tard.

Passer aussi un maillot sur le membre inférieur jusqu'au niveau des plaies ; ou bien enrouler le pied et la jambe et le bas de la cuisse avec des bandes de gaze molle ou de crêpe; placer une couche de coton sur le bord supérieur de la rotule, la tête du péroné, sur les côtés du tendon d'Achille, sur les malléoles du tibia, le dos du pied et le talon.

Fractures de la diaphyse. — *Segment plâtré supérieur.* — Il est constitué par un spica comprenant le haut de la cuisse à partir des plaies et l'abdomen jusqu'aux fausses côtes ; chaque fois qu'on passe les bandes sous le pubis, on récline le bord, le long de la branche ischio-pubienne, pour qu'il soit arrondi et non tranchant.

Segment plâtré inférieur. — Il est formé par un étrier de 18 épaisseurs et par une attelle postérieure partant de la pointe du pied ; tous deux montent jusqu'aux plaies de la cuisse ou au siège de la fracture.

L'étrier descend le long d'un côté du membre, puis passe sous la plante du pied, s'enroule autour du dos du pied et repasse sous la plante pour remonter au côté opposé du membre jusqu'au niveau des plaies.

L'étrier et l'attelle postérieure sont reliés au membre par quelques tours de bandes plâtrées, à leur naissance sur la cuisse, au-dessus et au-dessous de la rotule. Au pied, un 8 de chiffre s'enroule autour du cou-de-pied et du pied, de façon à constituer une botte et empêcher le décollement de la semelle d'avec le talon ; celui-ci protégé par l'attelle postérieure ne peut-être blessé par les bandes circulaires.

Les tuteurs sont posés et fixés comme à l'ordinaire (voir pose des tuteurs à « généralités ») ; deux tuteurs, le plus souvent trois.

Fractures sous-trochantériennes, du grand trochanter ou du col du fémur. — Même procédé que précédemment, mais la hauteur du caleçon fémoral est en corrélation avec le siège de la fracture.

Le tuteur externe est fixé dans la fosse iliaque externe (trois tuteurs) ; il faut échancrer, après la pose du plâtre, la face externe du caleçon au niveau du grand trochanter.

En cas de résection de la hanche ou de plaies au niveau de la branche ischio-pubienne, de l'aine ou de la fesse, la ceinture abdominale se continue en caleçon sur le haut de la cuisse du côté sain et non du côté lésé.

Parfois pour ne pas immobiliser la hanche du côté sain, une ceinture abdominale, sans caleçon fémoral peut suffire; on peut alors retenir la ceinture abdominale par une bretelle plâtrée, passant sous le pubis d'un côté ou des deux, si nécessaire.

FRACTURES SUS-CONDYLIENNES. — Le segment plâtré infé-

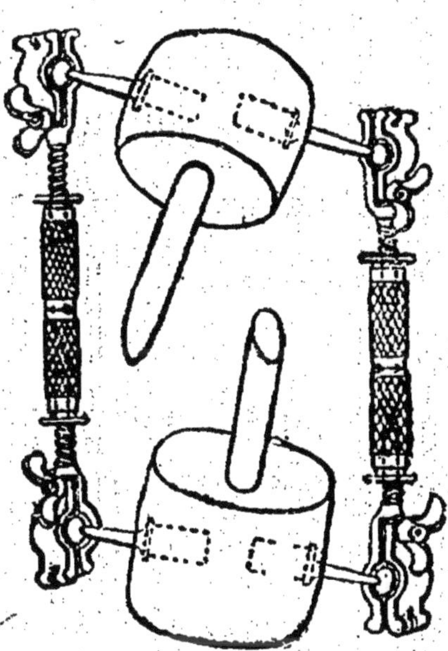

Fig. 16. — Appareil monté sur deux blocs de plâtre pour démontrer le mode de contention. La figure montre les *deux* tiges de bois *fixées dans une position quelconque*. La contention des tiges supérieure et inférieure est obtenue par la puissante compression des rotules entre les deux volets de leurs mâchoires et non par traction longitudinale sur la tige inférieure, ni par propulsion excentrique sur les points d'appui de l'instrument, ni par pression sur les fragments mêmes. — Lorsque les mâchoires sont serrées, *l'allongement longitudinal des tuteurs ne peut produire la coaptation, impossible seulement si les angles, aux points d'attache sont modifiables.*
En desserrant les quatre mâchoires, l'appareil suivra les mouvements de translations imprimés au fragment inférieur nécessaire pour coapter les fragments.

rieur s'arrête au niveau de l'interligne articulaire du genou, soit au-dessus, soit au-dessous, suivant les dimensions du fragment inférieur ou l'étendue des plaies (trois tuteurs).

Dans toutes ces variétés de fractures, la ceinture abdominale peut être échancrée jusque sous l'ombilic ; cela est suffisant pour immobiliser les vertèbres pour éviter le gauchissement du bassin et c'est là l'essentiel.

La meilleure position à donner au membre, avant dessication des plâtres, est l'abduction, *lorsqu'il y a un chevauchement vertical ;* on déprime le plâtre entre la crête iliaque et les fausses côtes. Le plâtre se trouve ainsi écarté de la branche ischio-pubienne ; il trouve des appuis multiples sur toute la convexité de la fesse, la hanche, la fosse iliaque externe et l'espace costo-iliaque.

Résection du genou ou de l'extrémité inférieure du fémur. — Ce réducteur-tuteur immobilise solidement le fémur et le tibia ; il maintient l'écartement des surfaces pour assurer le drainage, rappoche progressivement les surfaces, permet de coapter assez solidement les surfaces pour éviter les sutures osseuses, éviter les déviations du fragment fémoral par immobilisation des vertèbres et du thorax, contient la jambe dans une rotation équivalente à celle du fragment fémoral. Les tuteurs doivent être allongés avant d'être fixés aux plâtres, pour pouvoir être raccourcis.

Nota. — Il est utile de glisser une ou deux *attelles étroites amovibles* sous les rebords des plâtres afin d'agir sur un fragment, si c'est nécessaire. Une planchette étroite sera placée sous tout le membre inférieur allant du cou-de-pied à la hanche et reliée aux plâtres par une bandelette de toile; elle sert de support pour soulever le membre. Une planche sera placée sous le matelas.

d) Jambe. — *Protection des téguments.* — Protéger avec du coton le dos du pied, les malléoles du tibia et le talon ; légère couche de coton sur les tubérosités du tibia, la tête du péroné et le bord inférieur de la rotule. Maintenir le coton par des bandes de gaze molle ou de crêpe, enroulées sur tout le membre sans serrer.

Segment plâtré supérieur. — Il s'arrêtera sous l'interligne articulaire du genou ou remontera au-dessus de cette jointure suivant les cas.

Dans les fractures voisines du plateau tibial, le plâtre supérieur devra en tout cas passer au-dessus du genou et trouvera un bon point d'appui en remontant sur la face postérieure de la cuisse, celle-ci étant fléchie et la jambe reposant horizontalement sur un coussin.

Segment plâtré inférieur. — On fait une semelle plâtrée remontant derrière le talon vers la jambe ; elle est maintenue par un étrier ; celui-ci, après avoir passé sous la plante du pied, s'enroule autour du dos du pied et repasse sous la plante pour remonter du côté opposé du membre.

Le tout est fixé par des bandes en 8 de chiffre autour du

pied et autour du bas de la jambe ; les doigts du pied restent toujours visibles.

On évite ainsi que la semelle du plâtre puisse se séparer de la plante du pied et que le rebord d'une bande circulaire vienne à s'appuyer sur le talon.

Pour les fractures basses de la jambe (fractures de la mortaise tibio-tarsienne par exemple), la botte plâtrée s'arrête au niveau des malléoles. Il faut inciser légèrement, de chaque côté, le bord antérieur de la botte et récliner ce bord pour que le plâtre ne vienne pas buter contre les téguments, lorsqu'on met ultérieurement le pied à angle droit ; le plâtre sera rogné au bistouri pour libérer entièrement la jointure qui est ainsi mobilisable et bien visible à la radioscopie. Les ailerons sont placés de chaque côté le long des bords du pied. Cette botte constitue une base solide pour une contention parfaite, permettant de faire progressivement une excellente réduction de ces fractures, dont les déplacements secondaires sont très fréquents et ont de graves conséquences.

Les fractures de jambe étant parfois accompagnées de larges phlyctènes, de forts œdèmes, de plaies de guerre très étendues, on peut être obligé de placer les segments plâtrés très éloignés l'un de l'autre. On se servira dans ces cas des tuteurs les plus longs et on placera un troisième tuteur devant la jambe.

Une (ou plusieurs) attelle étroite amovible, une postérieure surtout, reliée aux plâtres par du sparadrap ou glissée sous leurs rebords permettra une pression graduée sur un point précis des os, par l'intermédiaire d'une pelote de coton placée entre elle et le membre.

Il existe une variété de fracture oblique, isolée, du tibia à sa partie inférieure à direction interne ou externe, avec déviation du pied en dehors ou en dedans. Il faut dans ces cas que le tuteur placé du côté de la convexité de la courbure soit allongé avant d'être fixé aux plâtres, afin de pouvoir le raccourcir ultérieurement.

NOTA. — Une planchette étroite placée sous la jambe et reliée aux plâtres par une cravate de toile, servira de support pour déplacer la jambe.

———

III. — MODE DE RÉDUCTION

Le maniement du réducteur-tuteur consiste à bloquer aussitôt toutes les corrections *obtenues par des manœuvres manuelles ; à répéter successivement* ces manœuvres, si c'est nécessaire ; *à améliorer finalement au moyen de son mécanisme très simple* par réduction et contention successives les corrections dans les différents plans, sous le contrôle de la radioscopie, si possible.

Au moment choisi pour la réduction, on désarticule les tuteurs ou du moins leurs extrémités inférieures (1), et on fait l'extension temporaire au moyen de poids reliés par un lien aux deux tiges à rotules des plâtres inférieurs. Pour le bras et l'avant-bras, le blessé peut rester assis et la durée de l'extension réduite à une demi-heure. L'extension préalable n'est pas obligatoire, mais il est utile *d'épuiser de cette façon toutes les ressources de l'extension progressive des poids.*

Avant de retirer les poids, soit progressivement, soit d'un coup, on réarticule les tuteurs et on bloque provisoirement *très fortement* les rotules.

Alors, si on dispose de la radioscopie (graphie), un coup d'œil renseignera sur la situation respective des fragments.

S'il n'y a pas de chevauchement vertical, on peut désarticuler les extrémités inférieures des tuteurs pour améliorer à la main les corrections et on rebloque instantanément. On recommence jusqu'à ce qu'on soit satisfait du résultat. S'il ne reste que des corrections minimes à faire, on ne désarticule pas les tuteurs et on rectifie avec l'instrument.

S'il existe un chevauchement vertical que l'extension temporaire des poids n'a pu vaincre, on peut désarticuler également les extrémités inférieures des tuteurs et chercher par traction manuelle à gagner encore sur le déplacement vertical ; en tout cas, on met aussitôt les fragments en rectitude axiale. Si on ne réussit pas à mettre les surfaces de section au même niveau, on réarticule les tuteurs et on bloque. On allonge ensuite progressivement par 1/2 millimètres les

---

(1) Pendant les manœuvres de réduction, le 3ᵉ tuteur, quand il y en a un, est complètement enlevé ; on le replace pour faire la contention définitive.

tuteurs en tournant leurs manchons dans le sens de la flèche qui s'y trouve gravée ; on s'arrête quand la résistance devient trop forte pour reprendre ultérieurement. *Il ne faut jamais allonger les tuteurs sans libérer chaque vis qui bloque les rotules.* Quand les surfaces de section sont ramenées au même niveau, on procède aux autres corrections.

En cas de chevauchement vertical irréductible, on peut recourir à la narcose et souvent mettre les fragments bout à bout ; si, au réveil, la contracture musculaire devenait douloureuse, il suffit de tourner les manchons en sens inverse de la flèche pour faire cesser aussitôt la contracture. Il n'y a que des avantages à ce procédé qui, sans risques, donne des chances d'un bout à bout parfait.

Si on ne dispose pas de la radioscopie (graphie), il est des déplacements dont il est cependant possible de se rendre compte : ce sont les courbures et les raccourcissements. Même le degré et le sens du déplacement en épaisseur sont souvent reconnaissables. Il est plus difficile de reconnaître, sans radioscopie, les torsions axiales du fragment supérieur.

Pour procéder aux rectifications ultimes sans désarticuler l'instrument, le principe de la réduction est d'agir dans le sens opposé à chaque variété de déplacement : donc après avoir libéré les vis des rotules, on allonge ou on raccourcit les tuteurs pour rapprocher ou écarter l'un de l'autre les fragments *dans le sens vertical* (tourner les manchons simultanément dans le sens de la flèche ou en sens contraire).

On est toujours maître de la situation par le fait qu'il est en tout cas possible, si la contraction musculaire est trop violente, de raccourcir les tuteurs en tournant leurs manchons dans le sens contraire des flèches pour reprendre la correction plus tard, si on veut.

Les *angulations* les plus minimes peuvent être corrigées ; on raccourcit le tuteur placé du côté du sommet de la courbure, tandis qu'on allonge l'autre (on peut aussi bien désarticuler les rotules inférieures et rétablir à la main la rectitude axiale et rebloquer aussitôt ; ou bien désarticuler une seule rotule inférieure et rectifier avec l'autre tuteur). Si le sommet de l'angle regarde en avant ou en arrière, on fait presser avec la main sur la saillie angulaire, en allongeant en même temps les tuteurs.

Pour les déplacements dans *le sens de l'épaisseur* (sagit-

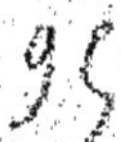

tal, transversal), l'instrument suit docilement les mouvements de translation imprimés au fragment inférieur, pour le rapprocher du supérieur ; on allonge en même temps un peu les deux tuteurs (cravater chaque fragment avec des courtes bandes de toile et tirer en sens opposés).

En cas de *décalages* et pour certaines fractures à traits *obliques ou spiroïdes*, l'instrument suit automatiquement le mouvement de torsion imprimé avec la main au fragment inférieur, pour lui donner une rotation axiale équivalente à celle du fragment supérieur ; il est parfois utile d'allonger un peu les tuteurs.

S'il existe une *bascule d'un fragment*, la main le fait pivoter autour des points d'attaches, correspondants au fragment de l'appareil sur les pâtres.

Il est bien évident que la traction est irrationnelle pour corriger les angulations, les déplacements en épaisseur, les décalages des fragments, certaines fractures à traits spiroïdes ou obliques, de même aussi la bascule d'un fragment.

Les corrections successives en sens opposé à chaque variété de déplacement avec blocages immédiats constituent, même en cas d'irréductibilité verticale, d'excellentes conditions pour obtenir une réduction anatomique aussi précise que possible, c'est-à-dire un minimum de déformation osseuse et d'incapacité fonctionnelle : *l'axialité du membre est garantie sans possibilité de déplacement secondaire, les déplacements dans les sens de l'épaisseur et de la longueur sont réduits au minimum, les soudures incorrectes en décalage sont évitées.*

Impr.-Libr. Militaire Universelle L. Fournier, 264, Boulev. Saint-Germain, Paris.

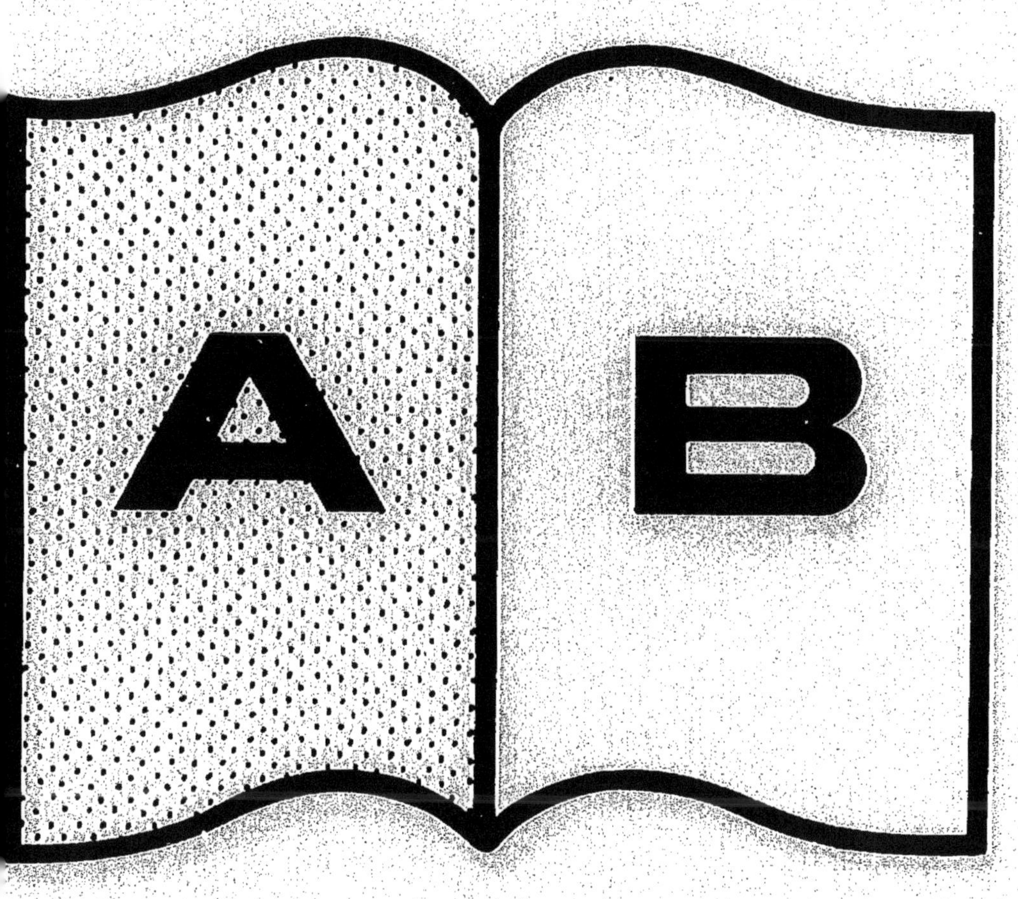

Contraste insuffisant

NF Z 43-120-14